愛子の鍼

木村 愛子 著

たにぐち書店

「愛子の鍼」推薦の言葉

感染症コンサルタント・米国感染症内科専門医：青木 眞

　私はエビデンスに基づく科学的な医療を心がける米国感染症専門医である。その私が、いわゆるエビデンスという概念とは必ずしも親和性を持ってこなかった東洋医学・鍼の本に推薦状を書く事に違和感を抱かれる方も居られると思う。
　しかし木村愛子先生が本書の冒頭で紹介されるように医療の本質が「患者さんの治癒を助けるもの」である以上、東洋医学・鍼が西洋医学とコラボレーションしながら、様々な医療現場で活躍する場所が与えられる事は自然な事であり、望ましい事であると考える。

　本書を概観して最も印象深い事は、木村愛子先生の鍼が扱う領域の広さである。整形外科や神経内科にはじまり、時に耳鼻科、精神科、アレルギー膠原病、さらには産婦人科（不妊、逆子まで！）まで射程に収めておられる。もちろん鍼が無効な病態については「無効である」と明言される率直かつ謙虚な姿勢は申し上げるまでもない。愛子先生が、その知識・技術の高さを認められ国際的に活躍される所以である。
　彼女の手にかかると日常、頻繁に問題になる便秘や下痢、口内

炎、アトピー性皮膚炎等に加え、難病と言われるものまでもが高頻度で改善し寛解状態になる。しかも症例数こそ多くないが、具体的にご自身の経験に基づき治癒率・寛解率を記載されているのも印象的である。

　本書が多くの方の目にとまり東洋医学・鍼の素晴らしさを再認識して頂く機会となる事を切望致します。

目　次

「愛子の鍼」推薦の言葉　青木 眞 …………………………… 3

はじめに ……………………………………………………… 9

愛子の鍼 ……………………………………………… 13

[ア行]
1．胃痛 ………………………………………………… 13
2．鼾（いびき）……………………………………… 13
3．うつ病（軽症）…………………………………… 14

[カ行]
1．風邪（初期の風邪とストレス性の風邪）……… 19
2．関節炎 ……………………………………………… 20
3．筋肉痛（筋筋膜症を含む）……………………… 21
4．腱鞘炎 ……………………………………………… 22
5．肩関節周囲炎 ……………………………………… 25
6．股関節症 …………………………………………… 28
7．口内炎 ……………………………………………… 30

［サ行］

1．逆子 ……………………………………………… 31
2．シーグレン症候のうち口が渇く（口渇）………… 32
3．歯痛 ……………………………………………… 34
4．生理痛 …………………………………………… 36
5．自律神経失調症 ………………………………… 38
6．咳 ………………………………………………… 41
7．僧帽筋症候群 …………………………………… 43

［タ行］

1．弾発指 …………………………………………… 45
2．突き指（捻挫）…………………………………… 46
3．手枕によっておこる橈骨神経麻痺 …………… 46

［ナ行］

1．寝違え …………………………………………… 48

［ハ行］

1．鼻炎 ……………………………………………… 51
2．腹痛 ……………………………………………… 52
3．便秘と下痢の繰り返し ………………………… 55
4．膀胱炎 …………………………………………… 55
5．不妊治療 ………………………………………… 57

[マ行]
1．耳鳴り・難聴 …………………………… 60
2．目の病気 ………………………………… 62

[ヤ行]
1．夜泣き …………………………………… 66
2．夜尿症 …………………………………… 66

触診と脈診および鍼について …………… 67
触診について ………………………………… 67
脈診について ………………………………… 67
鍼について …………………………………… 70

おわりに ……………………………………… 73

はじめに

　近頃、心ある医師がメディアで「医療は患者さんの治癒を助けるもの」とか「治療が完全に治ることはない」とか「治療は患者さんが選択するもの」とか発言されておられました。
　これらの言葉は、まさに私が『いやしの鍼』で「患者さんの自然治癒力を助ける鍼」と書いたことと一致する言葉でとても嬉しく思いました。
　これから東洋医学が見直され「痛くない鍼」がおこなわれていくことを望んで、本書をまとめてみました。

　筆者が鍼を学校で習ったのは15歳の年です。中学を出たての私に鍼担当の先生は「あなたの鍼はクマンバチに刺されたように痛いよ」と言いました。
　当時、鍼の基礎実習は週に50分授業で5時間、すなわち5単位くらいだったと記憶しています。
　私はその頃は普通科の授業のほうが好きだったようです。もし大学受験が視覚障害者に認められていたらきっと大学進学を選んでいたでしょう。
　私たちは5年間、15歳から20歳まで、解剖学、生理学、病理学、衛生学、診断や治療学、按摩、鍼灸の理論、さらに法規にいたるまで学び、按摩マッサージ指圧、鍼経絡・経穴、お灸のもぐさの

ひねり方などの実技実習を行っていました。

　普通科の科目には、英語、国語、数学、科学・物理・生物などの理科の科目、歴史や地理・社会一般などの社会の科目、簡単な家庭科も教えていただきました。

　体育も陸上・鉄棒・マット・プール・バレーボール・野球・卓球と一応単位をこなしてきたわけです。

　さて、3年もたって18歳になった私は上の学校に行きたいというか、まだ学生でいたいと思って、按摩はり灸の専門課程を教えられる『特設教員養成施設』の受験準備をはじめました。

　「クマンバチのような鍼」では受からないと思って、毎日自分のお腹に鍼をうってみました。

　「なるほど、いたい鍼、痛くない鍼があるのだ」ということが1年くらい練習しているうちにわかったのです。

　それからは、毎日3時間の学校での臨床実習が楽しく、患者さんにもなぜか喜ばれる鍼ができるようになりました。

　普通科の科目も旺文社の問題・解答集を点訳してもらって、本当に、指から血がでるまで点字を読み勉強しました。

　そのかいあって、難関を現役で突破でき、優秀なクラスメートと共に楽しい2年間の養成施設時代を送ることができました。

　卒業後、世間知らずで、出来の悪い私が、まさか芹沢教授から母校に残って教鞭をとりなさいと言われるなど想像もしておりませんでした。

　就職してから、私は日曜日や夏の休暇に鍼の研究会や勉強会に行って新しい鍼の方法や古典を学ぶことができました。

　直接の恩師芹沢勝介教授のご指導ご鞭撻はもちろん、有名な間

中喜雄、岡部素道、丸山昌夫、石原昭などの諸先生から直々に講義や実技を学べたことは、若い私にとって鍼に対する自信と脈診という力をいただくことができました。
　教員になって十数年間このような週末を送っていたわけです。

　私の著書「いやしの鍼」や「日本のいやしの鍼」(英文)は『痛くない鍼』をなんとか後世に残したいという考えで書いた本です。
　それには、ステンレス鍼だけでなく、金鍼や銀鍼の「やわらかくて温まる」感覚をはり師はもちろんのこと患者さんにも味わっていただきたいということを常に思っています。

　本書は、50音順に特に鍼刺激の治療効果が出た疾患を取り上げて、やさしく簡単にまとめてあります。
　灸刺激は「逆子」のみ掲載しました。

　読者の皆様に、「鍼はいたくないもの」であり「どの鍼治療でも患者さんの個体に刺激の度合いがあっていれば有効な方向にいくこと」をお知らせしたくて書きました。

愛子の鍼

ア行

1．胃痛

　機能性でも器質性でも、急性の場合、年齢問わず、手三里穴（LI10）の置鍼と左の胃倉穴（BL50）の刺鍼をおこないます。
　刺激の度合いは、人によって差があるので、強刺激は響かせ、弱刺激でよい場合は、1寸1番鍼で、皮膚面に30度から35度で、斜刺をします。

2．鼾（いびき）（写真1）

　無呼吸ではなく、いびきを弱くするには、奇穴で、洪音（絶骨角の上縁直側）に1寸の銀鍼で、絶骨にむけて60度、置鍼10分おこないます。
　洪音の刺激は、太っている人や高齢者には有効です。
　顎の発達の悪い人には有効とはいえません。

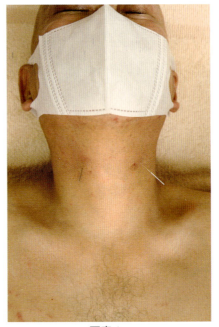

写真1
洪音

3. うつ病（軽症）(写真2〜4、図1〜3)

　頭が重い、イライラする、眠れない、考えがまとまらないなどの人に、百会穴（GV20）（鼻先に向けて60度）に置鍼します。

　心・少海穴（HT3）（やや横紋より下に反応がでる）、刺鍼か置鍼を行います。

肝・太衝穴LR3（上方45度に斜刺）も刺鍼します。

背部の兪穴は、心兪穴（BL15）、肝兪穴（BL18）、脾兪穴（BL20）に切皮程度に、数ミリ短刺します。

百会穴（GV20）だけでなく四神聡穴（EX-HN1）、（百会穴の前後左右ちかくの反応点）に百会穴に向かい
刺鍼すると効果がみられます。

志室穴（BL52）に硬結があったら必ず内下方に刺入し、抵抗にゴムのような弾力があったり、粘ついていると感じられたら、その抵抗の手前で置鍼し緩むのをまって抜鍼します。

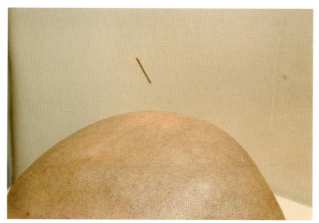

写真2
百会穴 GV20：鼻先向け∠60°

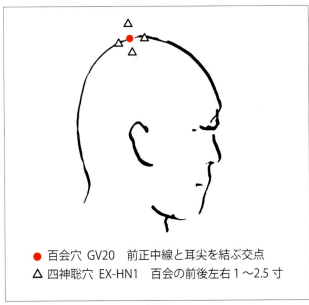

図1

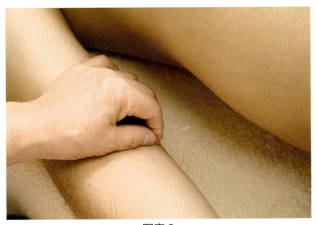

写真3
少海穴 HT3

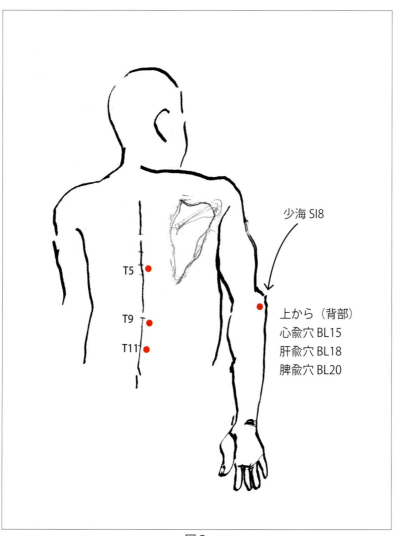

図2

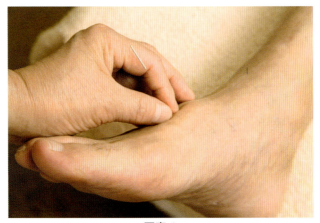

写真4
太衝穴 LR3：上方 45°に斜刺

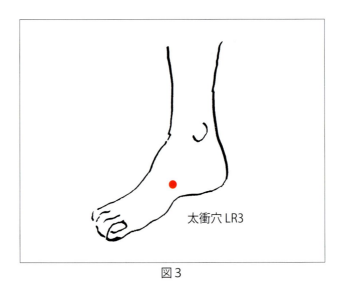

図3

カ行

1. 風邪
（初期の風邪とストレス性の風邪）(写真5)

　細菌感染に鍼は無理ですが、初期で、鼻水、だるさ、微熱のあるときに、孔最穴（LU6）を直刺で響かせて5分以上置鍼し、さらに肺兪穴（BL13）を刺鍼、脾兪穴（BL20）とともに慢性のときも用います。38度くらいの発熱の場合には、肝兪穴（BL18）の深刺しがよいです。

　ストレス性の場合（コモンコールド）には、脾兪穴（BL20）を加えると効果がみられます。

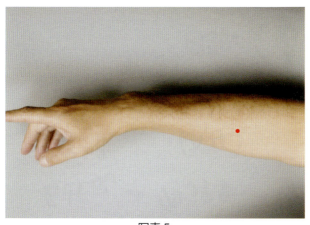

写真5
孔最穴 LU6

2. 関節炎 (写真6)

（1）慢性の関節炎であること。
（2）腫脹（滑液がたまった状態）があるときには、散鍼を腫脹周囲に1、2センチの間隔で行います。
　　深さは手関節や足関節は数ミリ、手指は術者の示指中指で鍼をおこなう関節を下から固定し、関節炎に沿って、表皮を切る程度の深さ1、2ミリ刺鍼します。
（3）膝は、腫れがひどい場合には、周囲だけでなく、腫脹部の中央部に2番ないし3番鍼で10ミリ以上深く刺入します。
（4）肘や肩の関節には痛みを伴っているため、局所治療でなく経絡経穴を意識して刺鍼します。
　　曲池穴（LI11）、腕頭関節の中心に刺鍼します。

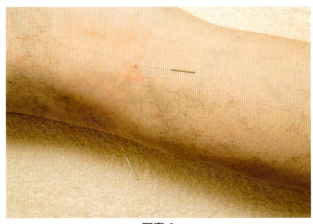

写真6
上が内膝傍、下が外膝傍

肩は肩髃穴（LI15）、烏口肩峰靱帯部、三角筋の中央圧痛部など反応のあるところに響かせます。鍼や低周波鍼通電治療（EAT）で、50ヘルツ10分間程度流すとよいです。
（5）膝は必ず膝下も刺針します。内外膝傍（内膝傍は半膜様筋腱の外際、外膝傍は大腿二頭筋腱の内際）に刺鍼します。

3．筋肉痛（筋筋膜症を含む）（図4）

疲労であったり、冷えたり、運動しすぎたりといろいろ原因が考えられます。

疲労したときには、鍼よりも入浴、マッサージ、
睡眠をよくとると早く治癒すると思います。
いわゆる筋筋膜症には、鍼が有効で、血行障害をおこしているため、筋肉痛が起こります。
初期には、患部の数鍼を行います。
筋膜を切る程度の深さで刺鍼し、軽い雀啄も有効です。

冷えて痛む場合には、患部で一番圧痛の強いところに浅く置鍼し、体質改善のために三陰交穴（SP6）、肝の太衝穴（LR3）や、腎経の太渓穴（KI3）に刺鍼をくわえます。
二日間続けて治療してもよいです。普通、私の場合は、1回から3回での治療で治癒しています。

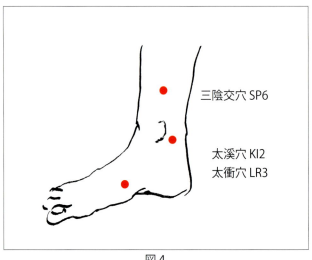

図4

4．腱鞘炎（図5）

手関節の腱鞘炎が圧倒的に多いです。
そのなかでも、母指の長母指屈筋腱、長短母指伸筋腱、さらに、橈側手根屈筋腱の炎症がよくみられます。
尺側では、尺側屈筋や伸筋も障害されることがあります。
スポーツでは、ゴルフでボール以外の異物をクラブで叩いてしまったとき、鍵盤楽器奏者の演奏によるからだの使い過ぎ、一般のかたではパソコンを長時間おこなっている人に多いです。

症状の主訴は、母指を屈曲しにくい、手関節や母指が痛むという訴えがあります。

腱鞘炎は、手関節後面橈側や尺側の腫れ（急性には熱感）、母指は痛みのため可動域制限があり、手関節では、背屈、橈屈、尺屈、掌屈制限などにあらわれます。

急性期には、テーピング使用するとよいです。

鍼治療は、急性期には熱感と腫脹を取る目的で銀鍼のほうが良いのですが、2番鍼以下であれば痛くなく散鍼ができます。

慢性には、置鍼や低周波鍼通電治療（EAT）で50ヘルツの低周波がよいです。

患側の曲池穴（LI11）や、手三里穴（LI10）と患部の陽渓穴（LI5）、または少海穴（HT3）と神門穴（HT7）とを結び、鍼通電すると効果がみられます。

短刺でも、たとえば、橈側手根伸筋上に、中枢側から抹消側に等間隔（2センチ）で、数ミリ程度刺入し、軽い雀啄を行うとよいです。

尺側がわは、前腕を回外にして尺骨内縁に添って、刺入すると刺鍼しやすいです。

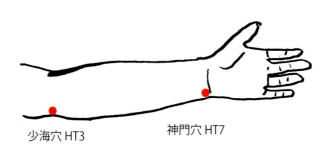

少海穴 HT3　　　神門穴 HT7

患側の陽渓穴 LI5 と手三里穴 LI10 か曲池穴 LI11、
または少海穴 HT3、神門穴 HT7 をパルスで結ぶ

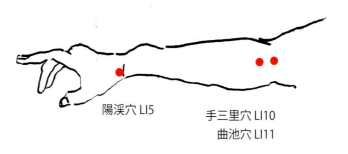

陽渓穴 LI5　　　手三里穴 LI10
　　　　　　　　曲池穴 LI11

図 5

5．肩関節周囲炎 (写真7、図6)

　関節の変形があって、軋轢音（コツコツと肩を回すとする音）のあるものは、鍼は有効ではありません。
　靭帯や筋肉の炎症による関節可動域制限や運動痛、自発痛などには有効です。
　夜間痛がある急性期には、肩を冷やさないことを注意します。
　側臥位で患側を上にして夜は休むことを患者さんにすすめます。
　鍼治療は、肩髃穴（LI15）、結節間溝部、天府穴（LU3）、棘下天宗穴、肩貞穴（SI9）下、臑兪穴（SI10）、消濼穴（TE12）、三角筋中部繊維圧痛部などから、選穴します。
　肩髃穴（LI15）は肩峰に向かって関節腔に刺鍼して、軽く響かせます。
　天府穴（LU3）は、上内方30度位刺鍼し、肩貞穴（SI9）や臑兪穴（SI10）は、胸の方に向けて刺鍼するとよいです。置鍼でも低周波鍼通電治療（EAT）でもよいのです。ただし低周波の合わない患者さんもいるので、通電して2、3分たっても主部が冷えたままであったり、上肢の痺れがなければ、私は治療を続けるようにしています。
　通電中に、頸肩部の筋緊張を浅鍼で天柱穴（BL10）、風池穴（GB20）、斜角筋部、肩井穴（GB21）などに短刺します。
　その後、軽い肩関節のマッサージやAKA（運動学的アプローチ）をおこなうとROM制限は直後にも10度から20度と改善します。
　治療を始める時期によりますが、2、3カ月で来院した人は、

一週に一回の治療で、3ヶ月間位で回復します。

　ROM 0度の人でも、一年で完全治癒しています。

　時には、自発痛のみ残る人がいます。その場合には脈診をして、腎虚の人には復溜穴（KI7）の経絡治療を、肝胆の虚している人には肝の太衝穴（LR 3）や陽陵泉穴（GB34）を治療に加えることにより、痛みがなくなることが多いです。

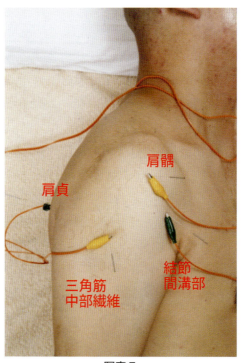

写真7

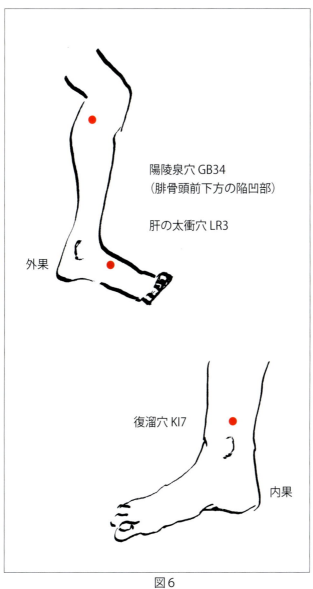

図6

6．股関節症 (図7)

　股関節の痛みは、生まれながらに骨盤の歪んでいる人、女性で左右の恥骨結合のずれている人、また最近では過度にテニスをして特に右股関節痛を訴える人などに増加してきました。
　年をとって閉経したために痛みが起こる人は減ってきたように感じます。
　股関節前面にある腸腰筋の痛みは、長距離ランニングをする人にも多くみられますが、内臓疾患のある男性の場合、腎臓の病気や前立腺の急性期にあらわれることがあります。
　また大転子付近から大腿外側や下腿外側、すなわち胆経の流注（流れ）にかけて痛むこともあります。左右交互に現れたりする場合には、自立神経疾患を疑い、片側とくに左の痛みは、胆嚢や肝臓の病気を疑ってもよいと思います。
　癌センターの医師が「科学的ではないが、左膝から股関節の痛みは癌の人が多い」と教えてくださったことは忘れられません。
　股関節の痛みには、2寸か寸6の3番（0.2ミリ）の鍼を用いて大転子の周囲に深く刺します。
　腰痛を伴う場合には、仙腸関節部や坐骨点に深く刺入し、低周波鍼通電治療（EAT）1ヘルツ10分が筋肉痛に効果があります。大腿筋膜張筋の緊張には、股関節、とくに中殿筋と腰方形筋を結び、やはり1ヘルツ、10分の低周波鍼通電治療で、緊張がとれます。過敏な患者さんには、大転子の周囲を等間隔に数鍼します。
　腰部諸筋では、仙腸関節部や大腸兪穴（BL25）、外志室、気海兪穴（BL24）など抵抗感が切れるまで、刺鍼するとよいです。狭窄症のような器質的な病気をもっていなければ、殿筋・腰部諸

筋、腹斜筋まで緊張緩和されると股関節は改善します。

　最近ではパソコンを使うために、姿勢性の腰痛から股関節痛、すなわち仙骨から腸骨・股関節までのバランスの崩れが長期にわたり、改善しにくいことがあります。
　患者さん自身で毎日ストレッチやヨガをつづけると改善されていきます。

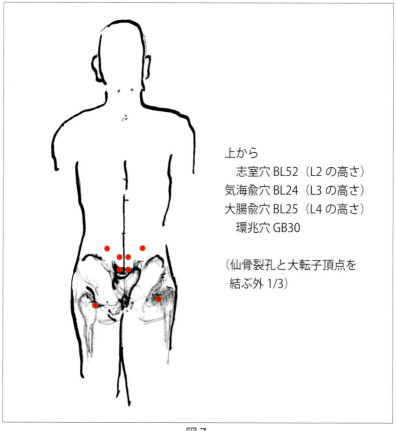

上から
　志室穴 BL52（L2 の高さ）
　気海兪穴 BL24（L3 の高さ）
　大腸兪穴 BL25（L4 の高さ）
　環兆穴 GB30

（仙骨裂孔と大転子頂点を
　結ぶ外 1/3）

図7

7．口内炎 (写真8)

　口腔内は唾液によって乾燥が防がれ，細菌感染もしにくいわけです。

　疲労していたり、汚れがあると口内炎ができやすいのです。

　教科書の適応症には『温溜穴 (LI7)』が記載されていました。

　温溜穴に置鍼と円皮鍼を患側に行うと、2、3日で治癒します。

　筆者自身も30例ほど体験できたことでもあります。

　温溜穴がなぜ有効かは経絡の流れで、大腸経と胃経の支脈が口から鼻、目にきていることしかわかりません。

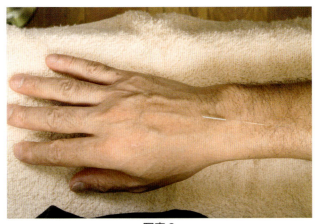

写真8
湿溜穴 LI7

サ行

1．逆子 (写真9)

　逆子は、姙娠安定期24週以降に起こってきます。

　体操や自然に回復することもありますが、初産の場合は30週から32週を越えると母親が「どうしたらよいか」と医師に相談します。

　最近は、私たち鍼灸師にも相談をうけることが多くなってきました。前置胎盤がある方の逆子は治りにくく、多くは帝王切開でうまれます。

　筆者の逆子の治療は、鍼ではなく、主としてお灸でおこなっています。

　お灸は、列欠穴（LU7）の左右1壮ずつと三陰交穴（SP6）、腎兪穴（BL23）、志室穴（BL52）、次髎穴（BL32）、および仙腸関節部の刺鍼で36週には治っていました。

　出産時の出血も少なく医師も驚いていたようです。

　お灸だと患者である母親自身ができるわけです。

　左右の列欠穴（LU7：肺経の絡穴）に毎日続けて、現在では32例ほど成功しています。

　高齢出産の方にも喜ばれました。

　列欠穴（LU7）は、絡穴で他の経とも繋がりがあります。

　形井秀一先生は、至陰の鍼がよいと研究されていらっしゃいます。

私は、患者さんに一度来てもらい列欠穴（LU7）の位置を円皮鍼で定め、灸点とします。
　千年灸やカマヤなどのマイルド・タイプのものは、患者さん自身が毎日お灸できる点、婦人科の医師が経過確認できる点など簡易で有効であると思っています。
　多くの鍼灸師が体験していただければ幸いです。

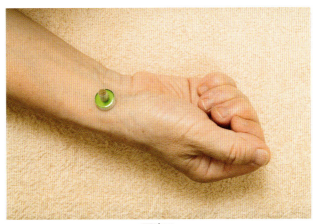

写真9
列欠穴 LU7

2．シェーグレン症候のうち
　　口が渇く（口渇）（写真10)

　私は、1995年頃から取り組んでいます。

埼玉医科大学・小俣浩先生からの紹介の患者さんを筑波大学附属盲学校で数例施術したのが、始まりでした。

　軽症の患者さんの場合は10回の治療で治癒、重症のかたの場合には維持の目的で治療させていただきました。

　現在は4例、薬を使用しない患者さんを治療しています。

　治療法は、1寸1番の銀鍼で下関穴（ST7）か觀髎穴（SI18）、顎下腺部（下顎角の後方1寸の反応点）に低周波鍼通電治療で50ヘルツのパルスを10分間ながしています。

　2週に1回の治療で70代女性は1年で、50代女性は3ヶ月で口渇はなくなっています。重症の70代女性も2年で普通の食事ができるようになりました。

　症例数は少ないですが、パルスの有用性を感じています。

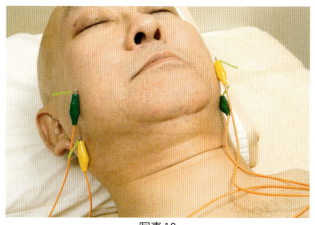

写真10
觀髎穴 SI18と顎下腺部にパルス

3．歯痛 (図8、9)

　最近、歯科医師も首の筋肉の緊張、さらには硬筋部にも軽い指圧やマッサージをするようになってきました。

　歯医者さんに行くだけで、歯を削られる音、いろいろな処置にたいしてストレスをかかえることになりますから、とてもよいことと感じています。

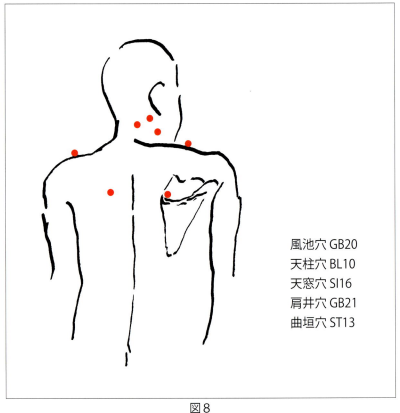

風池穴 GB20
天柱穴 BL10
天窓穴 SI16
肩井穴 GB21
曲垣穴 ST13

図8

歯の痛みや虫歯でしたら鍼をしてその直後は軽減しても、また痛みが戻ってしまいますから、痛みが1週間も続いたら歯医者に行くようすすめたほうがよいでしょう。

疲労や肩こりのために歯肉炎を起こしていたり、歯が浮いてしまっているという患者さんの表現は、鍼の対象です。

歯痛部位そのものでなく頸肩の経穴、天窓穴（SI16)、天柱穴（BL10)、風池穴（GB20)、肩井穴（GB21)、曲垣穴（ST13)、百労穴などに短刺します。

さらに歯は腎経の障害からきているとおもわれることが多いので、太谿穴（KI3)、復溜穴（KI7)の置鍼を加えるとよいでしょう。

全身疲労ということでは、全身按摩が有効と考えらます。

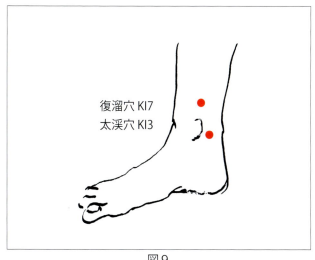

図9

4．生理痛 (図10〜12)

　生理痛や排卵痛など月経前緊張症の患者さんには天柱穴（BL10）を深めに刺入して響かせます。刺入方向は左天柱（左側のBL10）ならば右天柱（右側のBL10）に向けて刺入します。
　天柱穴（BL10）にはホルモン調節の効果があります。
　脈診で脾が虚している女性には必ず三陰交穴（SP6）、脾兪穴（BL20）、腎兪穴（BL23）に置鍼します。
　腹部では関元穴（CV4）に、仙骨の側縁が鬱血している場合には次髎穴（BL32）だけでなく鬱血部に斜刺で仙腸関節部から尾骨に向かって2、3鍼を行います。

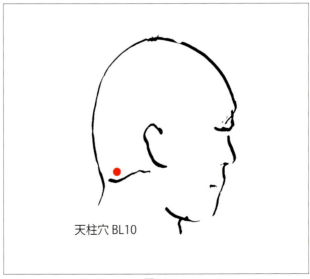

図10

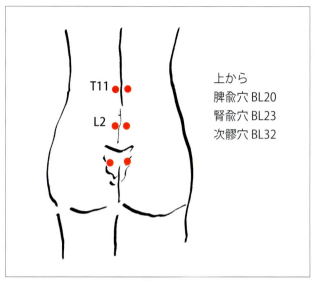

図11

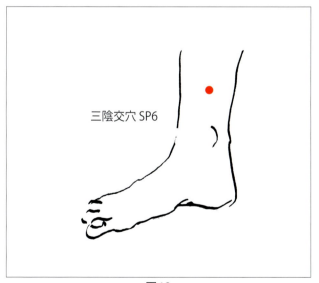

図12

5．自律神経失調症 (写真11、図13～15)

　若い人から更年期障害さらに60代になられても家族や仕事のストレスを受けやすい環境にある人に起こりやすい病気といえます。一人の人がいくつもの不定愁訴を抱えています。私の自律神経失調症の患者さんの90パーセントは、ずっと頭痛と肩こりをもっています。
　女性は生理痛（別項 P.36）、便秘、男性は下痢や便秘さらに疲労感を訴えます。
　高齢者には不眠が多いようです。高齢者は、心臓も悪くなりますが、よく夜中の頻尿を訴えます。
　ストレスのひどい人は、睡眠が浅く、時には幻覚や多夢を訴えます。
　このような様々な愁訴にたいして、鍼治療はどのように行ったらよいか、常に模索しながら施術をしています

（1）自立神経失調症による頭痛について
　頭痛には、百会穴（GV20）の置鍼がよいと思います。
　脈診で肝の虚している人には肝・太衝穴（LR3）を、脾が虚している人には三陰交穴（SP6）を、数ミリ浅く刺針し、2、3分置鍼すると、気や血が流れて頭痛がとれていきます。
　頭より頚や肩のコリをとるつもりで、浅く肩井穴（GB21）、天柱穴（BL10）、百労穴（GV20）などを刺鍼するとよいとおもいます。

（2）幻覚を訴える人には心経の少海（HT3）、または神門穴（HT7）を1番鍼のような細い鍼で経絡に沿って斜刺45度で刺

鍼します。

　時には、腎経の湧泉穴（KI1）から然谷穴（KI2）あたりを母指揉捏するか軽く母指圧迫するとリラックスできます。さらに兪穴刺鍼も加え治療すると5回ほどで効果がでます。

　自立神経失調症は、すぐに治りません。
　多くの方が週に1回か、2週に1回、快方に向かっても月に1回の継続治療を好まれます。
　自ずと何年も続けられた方とは心も通いあって、悩みを聞いたり、話しあったり、世の中の出来事について語りあったり、また聖書の解説をしていただいたり、本当に私自身の心の成長に役立っていると気づかされました。
　患者さんとのコミュニケーションが、自立神経失調症には一番大切な治療だと感じています。

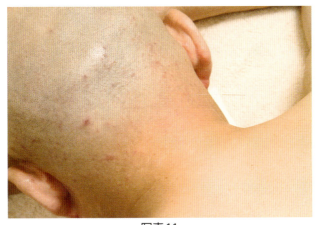

写真11
天柱穴 BL10への置鍼

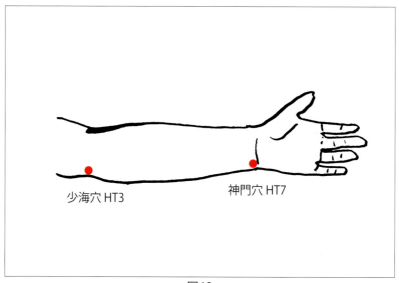

図13

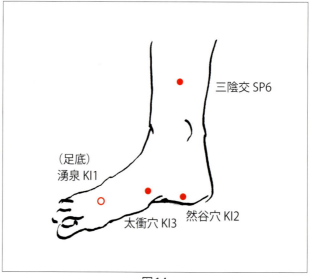

図14

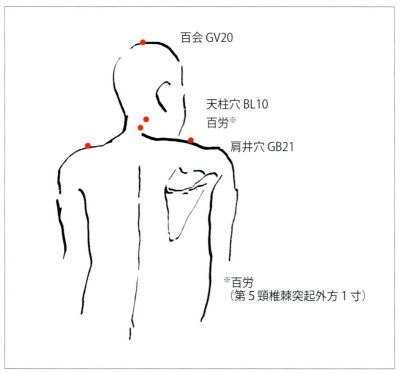

図15

6．咳 (図16)

　気管支炎、気管支喘息などは、適応と思っています。
　気管支拡張症や肺炎は鍼では難しいと思います。
　咳には、肺兪穴（BL13）、気舎穴（ST11）、中府穴（LU1）が、よいと思います。刺鍼のあと円皮鍼で持続効果を得ることはよいと思います。

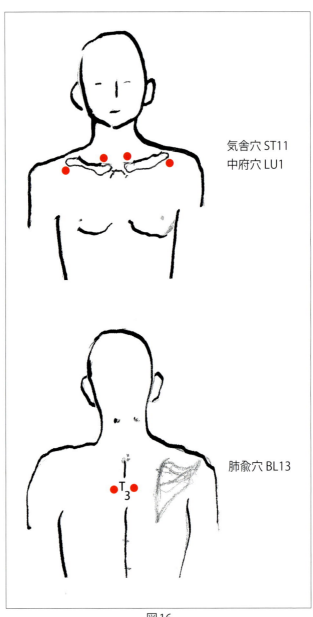

図16

7．僧帽筋症候群 (写真12、図17)

近年多い病気です。

ストレスをうけたり、過労によりおこると言われています。

男性に多く、左肩から肩甲間部に痛みが起こります。

もちろん患部を温めることはよいですが、鍼は曲垣穴（SI13）、膏肓穴（BL43）、肩井穴（GB21）、秉風穴（SI12）に外上方に、2番ないし3番鍼で気胸にならないように充分気をつけて、10ミリないし20ミリ刺入します。

全身のマッサージも有効です。

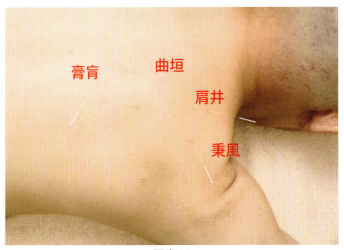

写真12

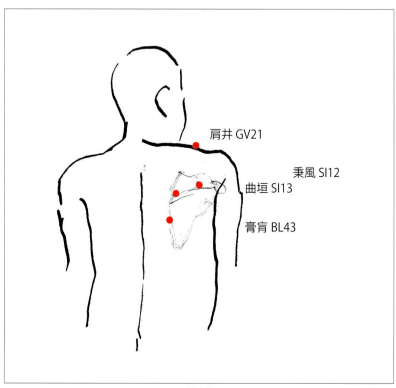

図17

タ行

1. 弾発指 (写真13、14)

　子供は母指MP、IPに、大人は次指、中指、環指に起こります。
　指が曲がったまま伸びないのです。曲げるとパキッと音がして痛みます。
　腫れや熱感も急性期にはあります。
　私は患部に下から指を固定して、患部に散鍼（1ミリ程度軽く鍼を管の先に落とすように刺鍼）します。さらに指の手の平がわから関節部をテーピングして固定します。必ず治りますので、小さな赤ちゃんも「痛くないから」と言って施術します。2、3分で治療は終わります。

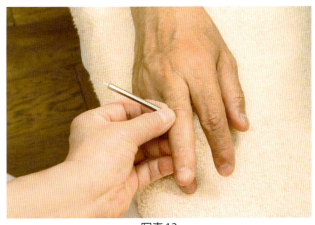

写真13
指の関節の周囲を散鍼します

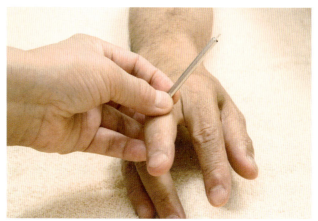

写真14

2．突き指（捻挫）

　弾発指と全く同じ方法で行います。一回で治ることが多いです。

3．手枕によっておこる橈骨神経麻痺（写真15）

　お酒の強い方が夜知らない間に手枕で寝てしまい、あくる日の朝には全く肘から下が動かなくなって、手関節から手指が垂れ下がってしまいます。
　これを睡眠麻痺といいます。

この場合には、低周波鍼通電治療（EAT）が有効です。前腕後側、曲池穴（LI11）と外関穴（TE5）、または曲池穴（LI11）と合谷穴（LI4）、１ヘルツ25分で流して終了です。はじめは１週に３回、次の週から２回治療で１０回ほどで必ずなおります。

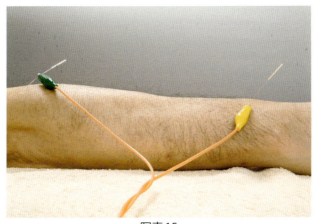

写真15
向かって左が曲池穴 LI11、右が外関穴 TE5

ナ行

1．寝違え(写真16〜18)

　枕が合わなかったり、からだが冷えすぎたり、いらいらしているときに起こりやすいです。

　寝違えにもいろいろありまして、首が後ろに回らない、横に曲がらない、首を回せないなどです。

　鍼治療も曲がらない向きによって治療部位をかえます。

　後ろに曲がらない後屈制限には、僧帽筋上部繊維の障害と考えて天柱穴（BL10）や肩中兪穴（SI15）を2番鍼位で響かせて、雀啄もして治します。

　横に曲がらないときには、三焦経の天井穴（TE10）を上方向に刺入して響かせると動くようになります。また動かないときには斜角筋部に2、3鍼し、10ミリ刺入して横に頸を曲げてもらいます。

　これを運動鍼といいます。

　外旋時に曲がらない場合には小腸経の小海穴（SI8）に同じように上向きに刺入するか下小海（しもしょうかい、小海の1寸下）の刺鍼が効きます。

　運動鍼も有効です。

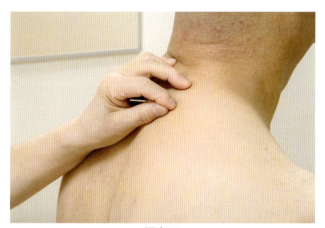

写真16
肩中兪穴 SI15（後屈障害）

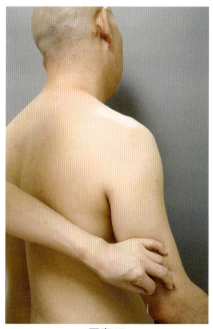

写真17
天井穴 TE10（側屈障害）

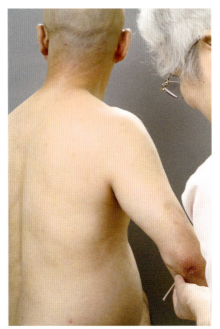

写真18
少海穴 HT3（外旋障害）

ハ行

1. 鼻炎 (写真19、20)

アレルギー性鼻炎は、最近、薬もかなり早期に効果があるようですが、鍼は鼻づまりに有効です。

鼻の血管が拡張し過ぎているのを抑えるわけです。中国の奇穴、鼻通と狭鼻の２穴だけで他は全身治療します。二日間は効き目があり、頭痛もおさまります。

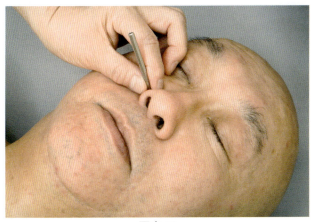

写真19
鼻通

この2穴は、鼻翼の脇にありますから、母指、次指のみの押手で鼻の方向に斜刺で軽く響かせて抵抗をとります。直後効果は、とてもよいです。

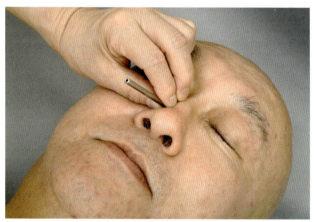
写真20
狭鼻

2．腹痛（図18〜20）

　大腸癌の手術後の症例が数例あります。
　私は腹痛にはストレスもあるので、内関穴（PC6）と心経の少海穴（HT3）は刺鍼します。
　腹部は散鍼程度に軽く、あまり経穴にこだわらずに全体に行います。

命門穴（GV4）や志室穴（BL52）も刺激します。
1週間ないし10日間、持続効果があります。

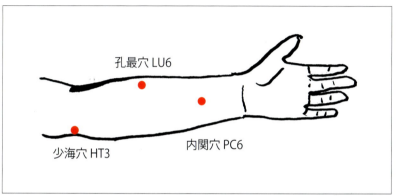

図18

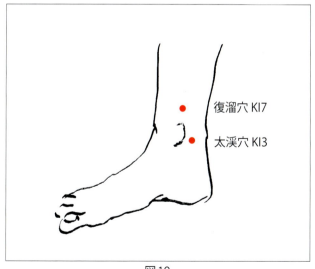

図19

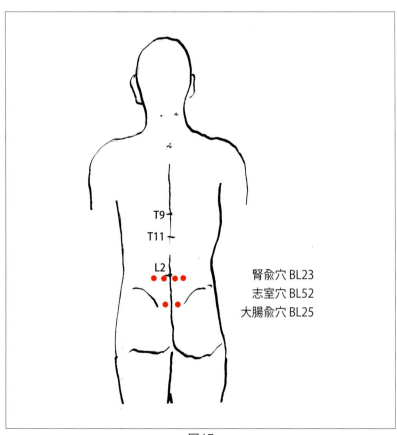

図17

3. 便秘と下痢の繰り返し

過敏性腸疾患で起こります。

難治性の潰瘍性大腸炎、機能性の便秘、長年にわたる下痢、これらに私は多くの経穴を用いません。

機能性の人には、便秘は孔最穴（LU6）、便秘と下痢両方の方には偏歴穴（LI6）の置鍼と円皮鍼をもちいています。

さらに下痢には、腎経の太渓穴（KI3）か復溜穴（KI7）の置鍼と円皮鍼が良いです。俞穴では、腎俞穴（BL23）が有効です。

80例中70パーセントは成功しています。

潰瘍性大腸炎のような酷い人でも出血は起こらなくなり、お酒や寝不足が続かなければ腹痛もかなりおさまっています。

腹部では大腸にそっての刺鍼、さらに背部では大腸俞穴（BL25）と志室穴（BL52）で低周波鍼通電治療鍼（EAT）を1ヘルツ、10分間行っています。

4. 膀胱炎（図21、22）

心因性でも前立腺肥大でも頻尿に対しては、中極穴（CV3）、気海穴（CV6）、腎俞穴（BL23）、胞肓穴（BL53）、太渓穴（KI3）がよいです。

2番鍼か3番鍼で置鍼、過敏な方は、1番鍼で置鍼が効きます。

膀胱癌で尿が貯まってしまったり、原因不明で尿が貯まっている人（乏尿）も二週間に一回、半年以上の鍼治療を継続後、回復しています。

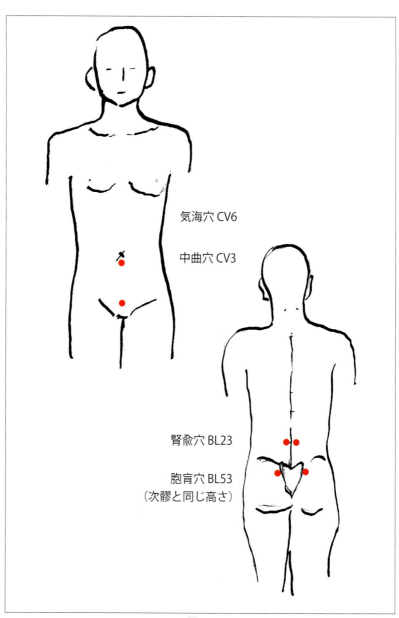

図21

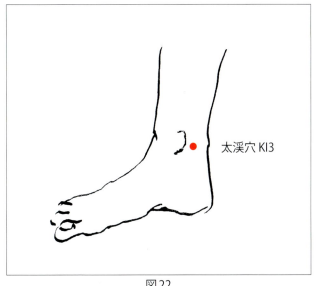

図22

5．不妊治療 (図23、24)

　結婚後、器質的疾患のない人は、遅い人でも１年半くらいで妊娠します。

　私は、足の冷えの改善と骨盤部の鬱血がなくなった場合に妊娠の可能性があると体験しています。

　全身的治療ですが、下腹部の大巨穴（ST27）、関元穴（CV4）、気穴（KI13）、足の三陰交穴（SP6）、腰背部の肝兪穴（BL18）、脾兪穴（BL20）、腎兪穴（BL23）、次髎穴（BL32）は欠かせないツボです。

　三陰交穴（SP6）と腎兪穴（BL23）は円皮鍼が良いとおもいます。

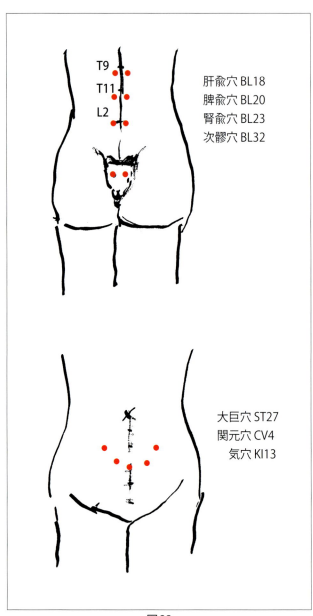

図23

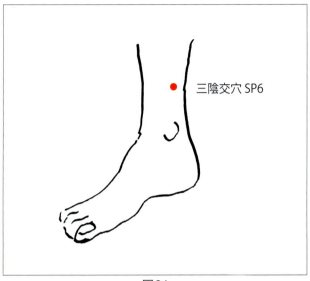

図24

マ行

1. 耳鳴り・難聴 (写真21、図25)

　化膿性のもの、感染症による耳の疾患は治療困難です。

　鍼治療では、軽症の突発性難聴、老人性難聴の維持、機能性の耳鳴りなどが有効です。

　中耳炎も血管拡張を起こす目的での治療はよいと思います。

　耳管閉塞症や開放症も効果がないわけではありません。

　治療穴は共通していて、完骨穴（GB12）、翳風穴（TE17）、瘈脈穴（TE18）、頸の天窓穴（SI16）などです。経絡的には、私は腎経がよいと思います。

　三焦経は、あまり効果を感じませんでした。

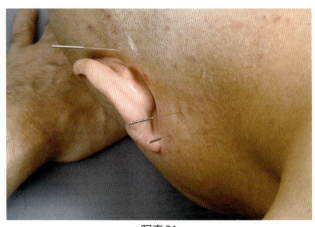

写真21
瘈脈穴 TE18、完骨穴 GB12, 翳風穴 TE17へ刺鍼

刺鍼方向は大事で翳風穴（TE17）は上方に向けて刺鍼、完骨穴（GB12）は上外方，瘛脈穴（TE18）は耳介に向けてから下方に傾けて刺鍼するとよいです。

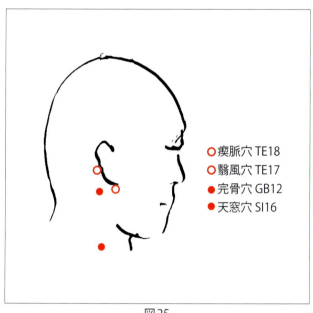

図25

２．目の病気 (写真22〜23、図26〜28)

（１）眼精疲労
　私は、視力に関係なく目の疲れている人には、四白穴（ST2）、角孫穴（TE20）、太陽穴（Ex-HN5）、風池穴（GB20）に刺鍼します。

（２）眼圧亢進症
　緑内障で急性症以外の子供には、角孫穴（TE20）と風池穴（GB20）で一過性に眼圧が下がります。

（３）黄斑部変性症や色素変性症など
　網膜に異常があるときには、翳明穴（Ex-HN14）や風池穴（GB20）、神明穴など中国の奇穴に響かせる刺激を与えると維持もしくは周囲視野が増えてくることが、わかっています。

（４）子供の近視には、風池穴（GB20）、太陽穴（Ex-HN5）、四白穴（ST2）、肝の太衝穴（LR3）、肝兪穴（BL18）で、ほぼ改善しています。
　8歳から14歳までに治療を受けた子供は治っています。

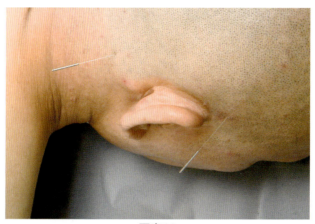

写真22
風池穴 GB20 と角孫穴 TE20（眼圧亢進のとき）

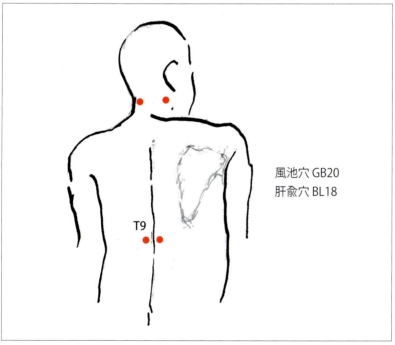

風池穴 GB20
肝兪穴 BL18

図26

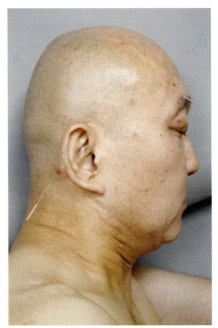

写真23
神明1と翳明穴(神明2)(網膜の異常)

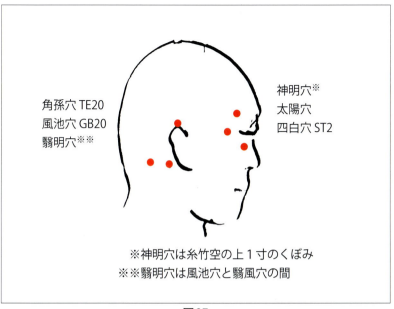

図27

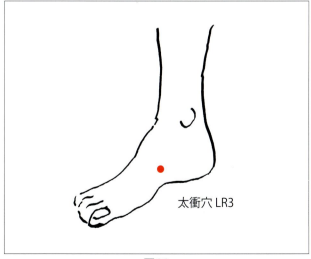

図28

ヤ行

１．夜泣き

小児は軽い刺激で効きます。
接触鍼で兪穴や頭部を撫でたり、さすったりすると効きます。

２．夜尿症

中学生までの子供には治療したほうが、よいと思います。

叱らないで行うことです。
下腹部や骨盤部、腎経の復溜穴（KI7）が有効です。

触診と脈診および鍼について

　東洋医学の診断には、問診がもっともだいじです。さらに、施術者は、望診と言って、顔の色や常体を見て診断します。患者さんの話し方や声の状態を診断します、これを聞診と言います。そしていちばん難しい診断法を切経と言います。切経には、触診、脈診、腹診などがあります。

触診について

　施術者の指先の力を抜いて、患者さんの皮膚の状態（ざらついているか、窪みがあるか、むくんでいるか、つやがあるか等）を察知します。特に、背部の兪穴（病をよく治療する穴の意）で、背中の触診します。
　皮膚の状態で、病気の進行もわかります。

脈診について

　2000年以上前から行われていますが、日本では、明治時代以降、少しずつできる方が減って来ています。それは、橈骨動脈上

の拍動を触知する事はほんとうに難しく、長い訓練時間を要するからと思われます。

　しかし、脈診で、患者さんの内臓のどの部分が悪いかとか、血圧が高いか低いかとか、気もちが高ぶっているか低下しているか等がわかりますので、若い鍼灸師も医師もぜひ勉強していただきたいと感じています。私も、脈診で、「胃が悪いですね」、「肝臓が悪そうなのでお医者さんに見ていただいてください」、「血圧が高いですね」「心臓が悪そうですので検査してください」、など患者さんにお願いする機会はかなりあります。

　古いものでも、良いものは残して、さらに科学化ができれば最高だと思います。

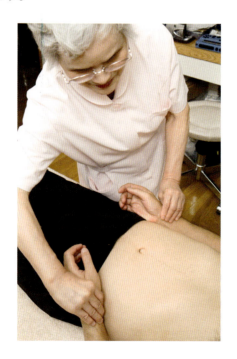

触診と脈診および鍼について

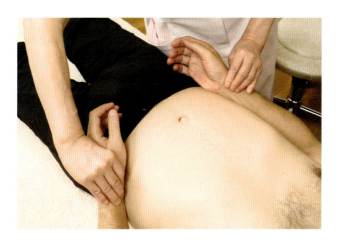

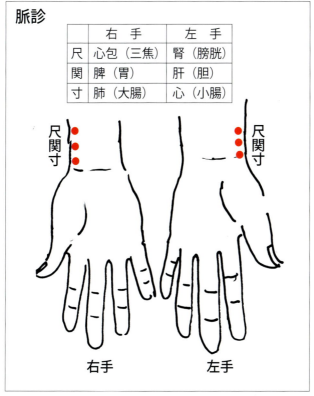

脈診

	右手	左手
尺	心包（三焦）	腎（膀胱）
関	脾（胃）	肝（胆）
寸	肺（大腸）	心（小腸）

鍼について

　最近、金属アレルギーの患者さんも増加し、多くの方が敏感になっています。

　ステンレス鍼は使用できなくとも、敏感な患者さんにも金鍼、銀鍼は使用できます。

　もうひとつ普通に刺す鍼であろうと、電気を流す低周波鍼通電治療であろうと、中国針であろうと、小さな置き針であろうと、私の体験では患者さんに適した治療法であれば、脈も整い患者さん自身がリラックスできれば、「自然治癒力」は高まるとおもいます。

　10年ほど前に、感染症専門の医師に、2社の鍼製作所から取り寄せた金鍼、銀鍼、ステンレス鍼の3種、細い0.16ミリから太い0.36ミリの太さを細菌がついているか大学病院で検査していただきました。

　300本のなかで金鍼1本のみに、1個の雑菌がついているとの報告を受けました。

　その医師は、「鍼そのものには問題がない。むしろ手の消毒と患者さんの皮膚消毒が大事である」と意見をくださいました。

下記に鍼の一覧を表にします。

施術者は、患者さんの状態により鍼の種類と刺激を選択します。

鍼の一覧表

鍼の太さ

番（呼称）	線　径
1番	0.16 mm
2番	0.18 mm
3番	0.20 mm
4番	0.22 mm
5番	0.24 mm
6番	0.26 mm
7番	0.28 mm
8番	0.30 mm
9番	0.32 mm
10番	0.34 mm

鍼の寸法

寸法（呼称）	鍼体長	総寸法
1　寸	3.0 cm	4.8 cm
1寸3分	4.0 cm	5.8 cm
1寸6分	5.0 cm	6.8 cm
2　寸	6.0 cm	7.8 cm
2寸5分	7.5 cm	9.3 cm
3　寸	9.0 cm	10.8 cm

鍼管の寸法

寸法(呼称)	長さ
1 寸 用	45.0 mm
1寸3分用	53.5 mm
1寸6分用	62.5 mm
2 寸 用	74.5 mm
2寸5分用	89.0 mm
3 寸 用	104.0 mm

(青木実意商店提供)

おわりに

　本書は、筆者が教職時代から現在まで50年余りにわたって体験し、効果がみられた疾患をやさしく「アカサタナ順」にまとめてみました。
　鍼灸師はもちろんのこと、鍼に興味のある一般の方々にも読んでいただければ幸いです。
　また本書は、古来からの手法や針の材質が現在もなお有効であり、忘れさられていくにはあまりに惜しいということをお伝えしたくて執筆しました。
　多くの皆様に、「患者さんの自然治癒力をたすける医療」、「痛くない 鍼」の存在を知っていただき、さらには若い鍼師、灸師、按摩・マッサージ師、指圧師のもとを実際に訪れていただけることを願っています。

　最後に本書作成にあたり推薦文をお寄せいただいた医師の青木眞先生、校正・挿絵に尽力くださいました鍼灸師の内藤真弓様、小学館スクウエア カメラマン西村満様、編集をお手伝いいただいた那須貞夫様、患者モデルK様に心より感謝申しあげます。

2016年10月　木村愛子

参考文献

『経絡経穴概論』
　　東洋療法学校協会 編／教科書執筆小委員会 著／医道の日本社

『解剖学』
　　東洋療法学校協会 編／河野邦雄 他 著／医歯薬出版株式会社

『ツボ単』
　　形井秀一 他 監修／坂元大海 他 著／株式会社エヌ・ティー・エス

『新しい中国の奇穴』
　　木村愛子 著／㈱たにぐち書店

『いやしの鍼』
　　木村愛子 著／日経BP出版センター

JAPANESE ACUPUNCTURE：
　　THE HEALING ART
　　A Practitioner's Story
　　Taniguchi Shoten

JAPANESE ANMA
　　Kimura Aiko
　　桜雲会

著者紹介

木村 愛子〈きむら・あいこ〉
（元・筑波大学附属視覚特別支援学校教諭）

筑波大学附属視覚特別支援学校の按摩鍼灸課程において、教員として長年学生の指導にあたる。教壇に立つかたわらおこなっていた一般の患者への治療は、教員を定年退職した現在でも休むことなく取り組んでおり、治療実績は数万人に及ぶ。

愛子の鍼

2016年10月27日　第1刷発行

著　者　　木村 愛子
発行者　　谷口 直良
発行所　　㈱たにぐち書店
　　　　　〒171-0014 東京都豊島区池袋2-69-10
　　　　　TEL. 03-3980-5536　FAX. 03-3590-3630
　　　　　www.たにぐち書店.com

落丁・乱丁本はお取替えいたします。